AF321404

# DÉSINFECTION DES LOCAUX

PAR LES

# VAPEURS DE FORMOCHLOROL

(Aldéhyde formique)

## (Procédé de M. TRILLAT)

Par le Docteur C. NICOLLE.

————

(Extrait de la *Normandie médicale*, année 1897.)

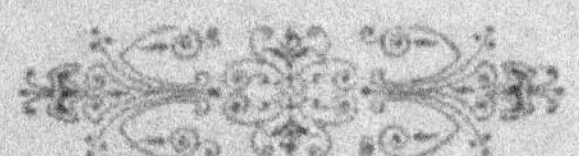

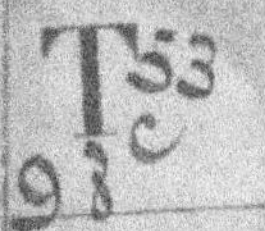





LYON

IMPRIMERIE L. BOURGEON

rue des Marronniers, 7

——

1897

# DÉSINFECTION DES LOCAUX

PAR LES

# VAPEURS DE FORMOCHLOROL

(Aldéhyde formique)

## (Procédé de M. TRILLAT)

Par le Docteur C. NICOLLE

(Extrait de la *Normandie médicale*, année 1897.)

Il est surabondamment démontré que les procédés de désinfection des locaux actuellement en usage sont d'une inefficacité presque absolue, d'un emploi parfois difficile, dans tous les cas désobligeant pour les personnes chez lesquelles on opère et qu'ils ne sont point toujours sans inconvénient pour les objets que renferment les locaux à désinfecter.

Deux procédés sont principalement employés : l'acide sulfureux sous forme de vapeurs ; les pulvérisations de sublimé.

L'action des vapeurs sulfureuses sur les germes microbiens est tout à fait nulle, au moins dans les conditions où on les emploie. Le sublimé qui, en solution, est un antiseptique des plus puissants pour la plupart des microbes, le meilleur peut-être, n'a point donné dans ses applications à la désinfection tout ce qu'on attendait de lui. Il est aujourd'hui parfaitement démontré, en particulier grâce aux travaux de M. Chavigny, que les pulvérisations de sublimé n'ont point d'action antiseptique véritable. Le sublimé pulvérisé forme à la surface des microbes une sorte d'enduit capable de s'opposer à leur développement si on les met ainsi dans un bouillon en culture ; incapable de les détruire. Pour le démontrer, il suffit de laver le corps des microbes ainsi traités dans une solution de sulfhydrate d'ammoniaque ; ce produit défait la combinaison que le sublimé avait formée avec l'enveloppe extérieure du microbe et celui-ci se développe alors très facilement.

De tout temps on a pensé que le désinfectant idéal des locaux devait être un antiseptique gazeux et on l'a cherché, mais long-temps sans succès.

Il est bien évident que ce désinfectant idéal ne pourra nous donner qu'une désinfection des surfaces exposées à son action :

lambris, planchers, plafonds, tentures, étoffes, objets ; mais qu'il sera incapable de stériliser l'intérieur d'un matelas, l'intérieur d'une armoire hermétiquement close ; il ne pourra point traverser l'épaisseur d'un livre, pas plus que pénétrer à travers une cloison. Cela est évident ; il faudrait, pour qu'il puisse agir ainsi, qu'il soit soumis à une pression formidable, facile à obtenir dans un appareil de laboratoire, impossible à exercer dans un appartement. Il est d'ailleurs absolument inutile que ce désinfectant gazeux idéal amène la stérilisation de l'intérieur des matelas ; nous avons pour cela un procédé actuellement parfait : l'étuve. La stérilisation par la vapeur d'eau à 120° est une méthode rigoureusement absolue.

Ce désinfectant gazeux idéal, actif vis-à-vis de tous les microbes pathogènes, facile à employer, inoffensif pour les tentures et les objets de prix, M. Trillat pense l'avoir découvert et il faut avouer que toutes les expériences qui ont été exécutées dans ces derniers temps lui donnent raison.

Ce désinfectant est l'aldéhyde formique.

* * *

L'aldéhyde formique ou formaldéhyde a pour formule chimique $CH^2O$ — c'est le plus simple des composés du carbone, de l'hydrogène et de l'oxygène. La formule $CH^2O$ représente l'aldéhyde sous sa forme gazeuse ; si deux molécules $CH^2O$ se soudent on obtient un corps nouveau $CH^2O + CH^2O$ qui est liquide et qui représente encore de l'aldéhyde formique ; la combinaison de trois molécules $CH^2O$ donne un troisième corps, le trioxyméthylène qui, lui, est solide. Ces trois corps, dont les deux derniers sont les polymères du premier, sont importants à connaître parce qu'ils existent tous trois dans la solution d'aldéhyde formique du commerce.

Cette solution se présente sous l'aspect d'un liquide aqueux, elle présente une odeur très particulière, intermédiaire entre celle de l'alcool méthylique et celle du chloroforme, les vapeurs qu'elle dégage, même à la température ordinaire, sont très irritantes et piquent les yeux.

Cette solution, qui est une solution aqueuse, est d'un titre très variable ; il est rare qu'elle contienne plus de trente-trois pour cent d'aldéhyde formique et de ses polymères.

Lorsqu'on veut fabriquer de l'aldéhyde formique dans un laboratoire, le procédé le plus simple consiste à faire passer un courant de vapeurs d'alcool méthylique sur de la mousse de platine préalablement portée à l'incandescence. Les vapeurs de l'alcool maintiennent l'incandescence du platine pendant toute la durée de l'expérience. Au contact du platine, l'alcool méthylique s'oxyde et donne naissance à de l'aldéhyde formique.

Ce procédé est celui de la synthèse de ce corps ; par un procédé analogue, on peut avec un alcool quelconque, en l'oxydant sur la mousse de platine, obtenir l'aldéhyde correspondante.

Lorsqu'on voulût préparer de l'aldéhyde formique industriellement, on se heurta à de grandes difficultés. Ce procédé, très bon dans un laboratoire, ne donnait qu'un rendement très faible. Il fallait plusieurs jours pour obtenir quelques centimètres cubes, aussi le prix de l'aldéhyde formique fût-il, pendant longtemps, très élevé et son application, déjà entrevue à l'hygiène, reculée.

C'est M. Trillat qui a trouvé le procédé pratique de fabrication de ce corps. C'est toujours par oxydation de l'alcool méthylique qu'on l'obtient ; mais le dispositif est différent. On pulvérise l'alcool dans un tube de cuivre contenant du coke incandescent. Le rendement est bien plus grand et bien moins coûteux.

Le liquide obtenu, qui se vend dans le commerce sous le nom de formaldéhyde ou aldéhyde formique, ou encore de formol ou de formaline, contient, en dehors de l'aldéhyde et de ses polymères, un corps spécial, le *méthylane*, dû à la combinaison de deux molécules d'alcool méthylique avec une molécule d'aldéhyde formique. La présence de ce corps offre, nous le verrons plus loin, un certain intérêt.

*     *

L'aldéhyde formique présente une affinité très grande pour la plupart des substances organiques, elle forme avec ces substances deux variété de composés, les uns chimiquement définis, les autres qui le sont très mal, dont l'étude est des plus intéressantes et qui se rapprochent des résines. — Peut-être existe-t-il dans la nature certaines de ces substances résineuses que M. Trillat a fabriquées de toutes pièces et par leur décomposition se produit-il spontanément quelquefois de l'aldéhyde formique dans les végétaux. Ce serait là un point très intéressant que l'existence à l'état naturel de l'aldéhide formique jusqu'ici regardée comme un produit artificiel des laboratoires.

Avec l'ammoniaque, l'aldéhyde formique forme un composé défini dit : aldéhyde ammoniacale ; cette combinaison est intéressante à connaître parce qu'elle neutralise à la fois l'odeur et l'action antiseptique de l'aldéhyde formique.

Avec les couleurs dérivées de l'aniline, la formaldéhyde donne également des combinaisons bien définies, la nuance est modifiée, elle est rendue plus vive et vire de gauche à droite en suivant l'ordre des raies du spectre.

L'action de l'aldéhyde formique sur la gélatine est des plus intéressantes. Si à une solution de gélatine, dans l'eau à 50 °/₀, maintenue tiède et par conséquent liquide, on ajoute quelques gouttes de formaldéhyde, cette solution fait prise immédiatement et se transforme en une masse transparente, insoluble dans l'eau bouillante. Cette propriété a servi, dans ses premières expériences à M. Trillat, pour lui démontrer que les vapeurs d'aldéhyde formique produites par ses appareils étaient bien parvenues à l'extrémité des pièces qu'il voulait désinfecter. Il disposait pour cela, dans tous les points de ces pièces, de petits tubes remplis de gélatine et regardait ensuite si celle-ci était insoluble ou non dans l'eau bouillante.

Les combinaisons que forme l'aldéhyde formique avec les matières albuminoïdes sont encore plus intéressantes. — Si, sous une cloche de verre, on dispose deux capsules contenant l'une quelques gouttes de formol, l'autre de l'albumine de l'œuf et qu'on laisse ainsi ces deux capsules sous la cloche pendant une dizaine de jours, on constate au bout de ce temps que l'albumine a été transformée en une matière vitreuse, insoluble dans l'eau et la plupart des réactifs.

Le sérum de sang liquide se comporte d'une façon tout à fait différente ; si on lui ajoute quelques gouttes de formaldéhyde il perd la propriété de se coaguler par la chaleur.

Un fragment de peau fraîche, trempé dans une solution d'aldéhyde formique étendue de 10 fois son volume d'eau, absorbe en 3 à 4 jours entièrement l'aldéhyde et devient à jamais imputrescible.

Cette action spéciale, si intéressante sur les matières albuminoïdes, a fait penser autrefois à M. Trillat qu'il y avait peut-être là un procédé de conservation des viandes. — Et de fait, des morceaux de viande enveloppés dans des linges imbibés d'aldéhyde formique ou soumis sous cloche à l'action de ses vapeurs se sont conservés intacts pendant des mois. — Mais ce procédé de conservation est absolument inapplicable en pratique ; il péche par exagération, il conserve trop bien. L'aldéhyde formique a un tel pouvoir de pénétration que son action dépasse de plus de 1 centimètre la surface de la viande ; or, la combinaison qu'il fait avec les matières albuminoïdes dont cette viande est composée est absolument indigestible, inassimilable.

Le procédé de conservation de la viande par l'aldéhyde formique est donc à rejeter absolument de la pratique, il est d'ailleurs puni par la loi en Autriche où il a jadis été employé ; il serait encore en pratique en Allemagne.

On a voulu également employer l'aldéhyde formique pour la conservation du lait. — Quelques gouttes à peine de la solution du commerce, répandues dans un litre de lait, empêchent toute altération microbienne de celui-ci, mais il en est de ce lait comme de la viande, il n'est plus assimilable. Il y a là un point d'une importance très grande à signaler en pratique car le procédé de conservation du lait par l'aldéhyde formique, procédé d'origine allemande comme l'indique le nom de formaline (nom allemand de l'aldéhyde formique) donné au liquide qu'on vend dans ce but, est actuellement sur le point d'être lancé commercialement dans notre région. On m'a même demandé de faire des expériences bactériologiques à ce sujet, ce que naturellement j'ai refusé. — Le lait, traité par la formaline, n'est plus un aliment puisqu'il ne peut plus être assimilé.

Si l'aldéhyde formique doit être proscrit comme moyen de conservation du lait et des viandes alimentaires, c'est par contre un très bon moyen de conservation des pièces anatomiques. Il commence d'ailleurs a être employé dans les amphithéâtres d'anatomie et surtout dans les laboratoires d'histologie et d'anatomie pathologique car le formol est un excellent fixateur des éléments anatomiques.

*<br>* *

La propriété capitale, au point de vue pratique de l'aldéhyde formique, c'est son pouvoir antiseptique. L'action de ce corps sur les matières albuminoïdes, que nous venons d'étudier, permet de comprendre ce pouvoir. C'est M. Trillat qui l'a découvert.

Ayant ajouté quelques gouttes d'aldéhyde formique à de l'urine, il constata que celle-ci ne s'altérait point. De cette constatation sont sortis tous les travaux de cet auteur.

M. Trillat étudia d'abord l'action directe du formaldéhyde en solution sur les microbes en cultures ; il vit que ce corps était un antiseptique très puissant, supérieur même au sublimé. — Un travail fut présenté par lui à l'Académie des Sciences où ces expériences étaient relatées.

L'aldéhyde formique étant un gaz, l'idée vint de suite à l'expérimentateur d'étudier son action à l'état gazeux. Il fit d'abord de petites expériences sous des cloches et vit qu'on pouvait obtenir dans certains cas une stérilisation assez satisfaisante des cultures mises au contact des vapeurs de la formaldéhyde.

M. Trillat entreprit alors le problème de la désinfection des locaux ; il devait se heurter, pendant longtemps, à des difficultés techniques extrêmement grandes.

* *

Le premier appareil construit par M. Trillat fut tout simplement une *lampe à oxydation d'alcool méthylique*. C'était en grand le dispositif qui sert à la synthèse de l'aldéhyde formique. On produisait dans le local à désinfecter le gaz destiné à la désinfection. Le rendement d'un pareil appareil était, on le conçoit, très faible, aussi les résultats furent-ils tout à fait médiocres. M. Trillat parvenait bien à stériliser un volume limité d'air (10 litres par exemple), mais un simple placard dans lequel il disposait sa lampe n'était point stérilisé. L'augmentation du nombre des lampes ne donna point de résultats meilleurs.

M. Trillat imagina alors un second dispositif, très analogue comme principe, à l'appareil qu'il avait inventé pour la fabrication industrielle de l'aldéhyde formique ; l'alcool méthylique était pulvérisé sur la substance oxydante. Dans cet appareil comme dans la lampe à oxydation, on fabriquait l'aldéhyde formique dans le local lui-même. Cet appareil, d'un rendement bien supérieur au précédent, donna des résultats bien meilleurs. Une première expérience en grand fut faite par l'inventeur en collaboration avec le docteur Bardet ; elle porta sur un local de 80 mètres cubes ; l'appareil fut disposé au centre de la salle, mis en marche, puis la salle demeura fermée pendant 48 heures. Les expérimentations faites sur des cultures montrèrent la stérilisation de presque tous les germes microbiens.

Cette expérience eut une importance énorme, elle démontra le pouvoir désinfectant des vapeurs d'aldéhyde formique. Mais l'appareil laissait beaucoup à désirer, son rendement était incertain il usait beaucoup d'alcool méthylique, il exhalait une odeur irrespirable autour de lui. Un inconvénient bien plus grave que tous les autres et qui le rendait absolument inapplicable en pratique, était qu'il fallait le disposer au centre du local à désinfecter. La présence d'un semblable appareil dans une pièce qu'on devait maintenir fermée 48 heures, constituait un véritable danger d'incendie.

M. Trillat, fortement frappé par cette objection que lui fit M. Vaillard, du Val-de-Grâce, chargé par le Ministère de la Guerre d'expérimenter son procédé, abandonna la méthode qu'il avait suivie jusque-là. Au lieu de fabriquer le gaz désinfectant dans le local à désinfecter, il chercha à se servir de la solution d'aldéhyde du commerce. C'est ainsi qu'il découvrit son procédé définitif qui consiste dans l'emploi de l'*Autoclave formogène*.

* *

Utiliser la solution du commerce est l'idée, qui, à priori, venait à tout le monde. Si M. Trillat ne s'y était point arrêté tout d'abord, il y avait à cela plusieurs raisons. Employé en pulvérisations, la solution du commerce est impraticable, parce que l'ouvrier chargé de l'opération, ne pourrait séjourner dans l'atmosphère, rendue irrespirable dès la première pulvérisation ; de plus, ce procédé est tout à fait médiocre au point de vue de la désinfection. Force était donc de recourir à l'emploi de vapeurs de formaldéhyde.

On pourrait penser qu'il suffit, pour obtenir ces vapeurs, de chauffer la solution du commerce, il n'en est rien. Lorsqu'on chauffe celle-ci dans une capsule, on voit qu'au bout de quelque temps, lorsqu'une très petite quantité de vapeurs s'est dégagée, le liquide s'épaissit et subitement se solidifie ; à partir de ce moment, le dégagement des vapeurs s'arrête.

M. Trillat s'attacha d'abord à trouver le moyen d'empêcher ce phénomène de se produire. Il y parvint en ajoutant à la solution du

commerce, du chlorure de calcium. Le mélange des deux substances porte le nom de *formochlorol*, c'est avec ce formochlorol
qu'on remplit l'autoclave.

* * *

L'autoclave formogène est assez semblable comme forme aux
autoclaves employés dans les laboratoires pour la stérilisation des
milieux de culture ; il s'en distingue par sa hauteur plus grande
et aussi parce qu'il est entièrement en cuivre. Cet autoclave est
garni intérieurement d'un revêtement d'argent (le cuivre serait
attaqué) ; il demande à être construit d'une manière tout à fait
spéciale, de façon à éviter toute fuite de vapeurs. Ces vapeurs sont
tellement irritantes que, s'il s'en produisait le plus léger dégagement au dehors, la manœuvre de l'appareil deviendrait presque
impossible. La contenance de l'autoclave est de 3 à 4 litres ; l'appareil porte un tube de dégagement métallique assez long, d'un dia-
mètre de 1 millimètre environ.

Pour faire fonctionner l'appareil, on s'y prend de la façon sui-
vante : l'autoclave est rempli aux 2/3 avec la solution de formochlorol ; le couvercle est mis et les écrous solidement ajustés. On
allume la lampe à pétrole (ou la couronne de gaz) qui se trouve à la
partie inférieure. L'appareil est maintenu fermé jusqu'à ce que
la tension des vapeurs atteigne 3 atmosphères. Lorsque cette pression est atteinte, le tube de dégagement est introduit à travers le
trou de la serrure, dans l'appartement à désinfecter. *L'appareil
fonctionne donc en dehors de la pièce à désinfecter.* On a eu soin
simplement, au préalable, de bien fermer toutes les ouvertures de la
pièce, de baisser le tablier des cheminées, de coller des bandes de
papier sur la porte si celle-ci joint mal.

S'il y a plusieurs pièces à désinfecter, on a soin de laisser
ouvertes les portes de communication de ces pièces ; de même, on
ouvrira les portes des armoires, les tiroirs des tables.

Au lieu d'une pièce ou d'une série de pièces, on peut tout aussi
bien désinfecter une maison toute entière. Si la maison est très
grande, on en sera quitte pour employer un autoclave d'une
contenance plus grande. Dans ce cas, l'appareil sera placé en
dehors de la maison, devant la porte d'entrée qui sera fermée et le
tube de dégagement sera simplement introduit par le trou de la
serrure. Il est vraiment impossible de trouver un procédé de désinfection moins gênant, puisqu'il n'est point nécessaire, pour qu'il

fonctionne, que les employés du service de désinfection pénètrent chez vous.

Dès que le tube de dégagement a été ouvert, les vapeurs commencent à se répandre dans les locaux à désinfecter. Ces vapeurs sont sèches, il est facile de s'en rendre compte en mettant sa main devant le tube de dégagement.

Suivant la capacité de l'appartement, il faut employer une quantité plus ou moins grande de formochlorol. M. Trillat pense que 300 grammes d'aldéhyde formique pure (la solution du commerce en contient 33 %), sont plus que nécessaires pour 100 mètres cubes ; à chacune de ses expériences, M. Trillat diminue la quantité à employer.

L'opération pour un local de 100 mètres cubes demande 1 heure environ. Lorsqu'elle est terminée, le tube de dégagement est retiré et le trou de la serrure bouché. Jusqu'à présent, M. Trillat a recommandé de laisser l'appartement clos pendant une dizaine d'heures ; c'est-à-dire que si l'opération a été commencée à 8 heures du matin, le local doit rester fermé jusqu'au soir. Un temps aussi long n'est point nécessaire, l'expérience faite à Rouen, en décembre dernier, le démontre ; dès que l'appareil a cessé de fonctionner, ou peu de temps après (1 heure), la stérilisation est complète et l'appartement peut être ouvert.

Pour ouvrir cet appartement, quelques précautions sont nécessaires ; l'atmosphère, au moment où on y pénètre pour la première fois, est surchargé de vapeurs d'aldéhyde formique. Ces vapeurs sont extrêmement irritantes pour les poumons et la conjonctive, elles provoquent de plus une salivation extraordinairement abondante. On doit donc, avec un mouchoir devant la bouche et le nez, sans respirer, aller rapidement ouvrir les fenêtres et sortir. Lorsque les fenêtres sont ouvertes pendant 10 minutes, l'air est devenu respirable et l'on peut, sans inconvénient, séjourner dans la pièce.

L'odeur de l'aldéhyde formique persiste un temps variable. Si les vapeurs sont restées au contact toute la journée, il faut bien autant de temps pour qu'elles disparaissent ; si la pièce a été ouverte une heure après l'arrêt de l'appareil, le soir même on ne les perçoit plus guère et l'on pourrait coucher dans la pièce.

*  *  *

Il nous reste maintenant, avant de terminer cet article, à décrire rapidement les expériences qui ont été faites jusqu'à ce jour avec l'autoclave formogène et qui démontrent l'efficacité du procédé au point de vue de la destruction des germes microbiens.

Ces expériences ont été au nombre de trois, en n'y comprenant point celle que nous venons de faire, à Rouen, et dont on trouvera le détail dans un rapport qui sera présenté à la Société normande d'Hygiène pratique le 19 de ce mois.

La première expérience a été faite par MM. Gabriel Roux (de Lyon) et Trillat au commencement de l'année dernière. — Deux locaux ont été soumis à l'action des vapeurs de formaldéhyde produites par l'autoclave formogène. Le premier de ces locaux avait une contenance de 370 m. c., on avait distribué, en des points différents, de petits carrés de toile et de papier sur lesquels des cultures soigneusement vérifiées, avaient été disposées. L'appareil fut mis en marche, il fonctionna 3 heures et demie et usa 3 litres de solution. Un premier prélèvement des cultures fut fait aussitôt que l'appareil eut cessé de fonctionner ; un second prélèvement fut pratiqué 14 heures après. La stérilisation se montra complète dans les deux cas, pour les divers germes sur lesquels on avait opéré : bacterium coli, pyocyanique, prodigiosus, staphylocoque et charbon sporulé.

Le second local sur lequel ces messieurs opérèrent était d'une contenance infiniment plus grande, 1 400 mètres cubes ; il se composait d'une grande pièce et d'une annexe ; l'appareil fonctionna 5 heures et usa 9 litres d'aldéhyde. Le prélèvement des cultures, pratiqué 36 heures après, montra que toutes étaient stérilisées (ces cultures étaient les mêmes que dans le premier essai). L'analyse microbienne de l'air de la salle fut faite ; avant l'expérience on comptait 49 400 germes par mètre cube ; après celle-ci il n'existait plus que quelques unités. Les résultats furent les mêmes avec des poussières prises dans la salle. — Seul, parmi les germes microbiens, le bacillus subtilis et le bacillus mesentericus n'étaient point détruits.

La seconde expérience, en grand, fut faite peu de temps après à Montpellier, par M. le docteur Bosc. Elle porta sur une salle du pavillon de contagieux de l'Hôtel-Dieu Saint-Eloi suburbain, d'une contenance de 737 mètres. L'autoclave fonctionna 2 heures et demie et usa 4 litres de formaldéhyde. Des cultures de divers germes microbiens, des crachats, du pus, etc., avaient été déposés en divers points de la salle, en particulier sur une bande allant du plafond au plancher. Deux prises furent faites au bout de 6 et de 24 heures, elles donnèrent des résultats identiques. La stérilisation fut complète pour les microbes suivants : staphylocoque, bacterium coli, bacille diphtérique, bacille de la morve, pyocyanique, choléra des poules, aspergillus, trichophyton, bacille du charbon sporulé ; les cultures quelle que soit leur hauteur sur la bande étaient également atteintes. Des crachats tuberculeux desséchés en couche d'un millimètre inoculés à des cobayes ne les rendirent point tuberculeux. — L'expérience montra que les vapeurs de formaldéhyde pouvaient parfaitement traverser une petite épaisseur de toile ; une culture de staphylocoque enfermée dans la poche d'un pantalon fut stérilisée, de même une culture de bacterium coli disposée dans un matelas replié.

Mais ni le bacillus subtilis, ni le mesentericus, microbes particulièrement résistants et d'ailleurs non pathogènes, ne furent détruits. De plus, la laine de l'intérieur des matelas ne se montra point stérile.

La troisième série d'expériences eut lieu, au Val-de-Grâce, sous la direction de MM. Vaillard et Lemoine. Elle comprit un certain nombre d'essais ; les divers appareils construits successivement par M. Trillat furent expérimentés. Nous ne retiendrons que l'expérience portant sur l'autoclave formogène. Cette expérience eut lieu dans une salle de 600 m. c. ; quinze litres d'aldéhyde furent employés ; deux prises furent faites au bout de 6 et de 24 heures. Les résultats furent à peu près identiques dans les deux cas ; stérilisation absolue des cultures suivantes : staphylocoque, vibrion cholérique, pneumocoque (dans le sang), bacille diphtérique, bacille typhique, bacille tuberculeux dans des crachats, matières fécales. Le bacille du charbon sporulé fut détruit après 24 heures, atteint seulement dans sa vitalité après 6 heures. Le vibrion septique et le bacille du tétanos dans les deux cas ne furent point tués ; ensemencés dans des milieux de culture appropriés, ils subirent seulement un retard dans leur développement. L'analyse microbienne des poussières de la salle montra que le bacillus subtilis n'était point atteint. Il n'y eut point non plus stérilisation de la laine de l'intérieur des matelas.

Nous avons exécuté à Rouen, une quatrième série d'expériences dont les détails, avons-nous dit, seront publiés ailleurs. Nous nous contenterons de dire ici que nos résultats ont été les mêmes que ceux des expérimentateurs que nous venons de citer, et que de plus nous avons, grâce à un choix très grand d'étoffes diversement teintes, constaté qu'aucune couleur employée actuellement dans l'industrie, n'était altérée par les vapeurs de la formaldéhyde.

***

Nous concluerons en disant que le procédé de désinfection des locaux par les vapeurs de formaldéhyde dégagées par l'autoclave de M. Trillat est certainement, à l'heure actuelle, le meilleur de tous les procédés que l'on puisse employer.

Il est d'un usage extrêmement commode puisqu'il ne nécessite point que les employés du service de désinfection pénètrent dans la chambre ou même dans la maison à désinfecter. Il est sans danger pour les objets contenus dans ces locaux, en particulier pour les étoffes et tentures. L'opération est de durée très courte et, les expériences faites à Rouen le démontrent, on peut coucher dans la pièce désinfectée dès le soir même de la désinfection, le lendemain au plus tard.

Enfin, c'est un procédé tout à fait rigoureux au point de vue de la destruction des germes puisque, sauf le bacillus subtilis et le bacillus mesentericus qui ne sont point des microbes pathogènes, le vibrion septique et le bacille du tétanos qui sont très résistants, il détruit tous les germes pathogènes. Cependant l'autoclave formogène ne saurait remplacer les étuves à vapeur. La stérilisation des matelas et des linges devra toujours leur être demandée. Ce que la méthode de M. Trillat est appelée, sans nul doute à remplacer, ce sont les procédés actuels de stérilisation des locaux eux-mêmes, en particulier les pulvérisations de sublimé dont l'inefficacité, nous l'avons dit, est démontrée.

17422. — Lyon — Imp. Bourgeon, rue des Marronniers, 7.

www.ingramcontent.com/pod-product-compliance
Lightning Source LLC
LaVergne TN
LVHW021105050726
842519LV00005B/1826